RICETTE CINESI

2021

DELIZIOSE E SEMPLICI RICETTE PER SORPRENDERE LA TUA FAMIGLIA E GLI AMICI

JENNY LI E STEFANIA BELLONE

2

Sommario

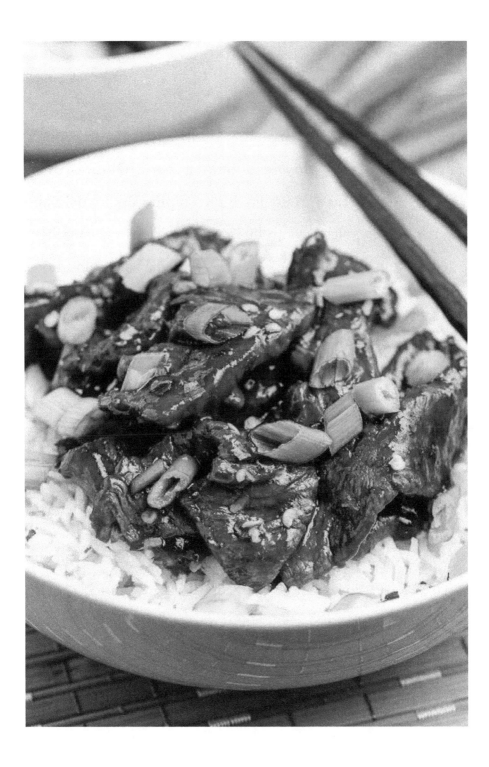

introduzione

Ami il cibo cinese di un ristorante o di un locale da asporto, quindi perché non provare a farlo a casa? Oltre all'ovvio vantaggio per il tuo portafoglio, è spesso più salutare dei piatti del ristorante, poiché controlli il conteggio dei grassi e delle calorie. Puoi lasciare che la tua creatività entri in gioco, modificando una ricetta per aggiungere cibi preferiti o ingredienti locali di stagione. Cucinare cibo cinese a casa ti consente anche di modificare una ricetta per adattarla ai gusti della tua famiglia.

Un ulteriore vantaggio è che c'è qualcosa nel cucinare cibo cinese che unisce le famiglie. Si possono trascorrere molte piacevoli serate riempiendo gnocchi o preparando frittelle. Antipasti come gli involtini di uova possono spesso essere cotti al forno e fritti, rendendo più facile coinvolgere i bambini piccoli. E cucinare cinese non deve essere difficile: molti ingredienti di popolari piatti cinesi possono essere trovati nella tua drogheria locale. Tutto ciò di cui hai bisogno per l'attrezzatura è un buon coltello, una grande padella e forse un cesto di verdure al vapore.

Ecco i piatti più appetitosi, dal tradizionale (zuppa calda e acida, Moo Goo Gai Pan e pollo del generale Tso) all'esotico (insalata Gado Gado con salsa di arachidi, cagliata di fagioli di Szechwan e verdure conservate e torta di riso appiccicoso festivo) . Tira fuori le bacchette e preparati a goderti la miscela armoniosa e unica di sapori, consistenze e colori di un pasto cinese cucinato in casa.

Involtini classici all'uovo

Questi si congelano bene: basta scolare dopo la cottura, avvolgere strettamente i singoli rotoli in un involucro di plastica e conservare in un sacchetto per congelatore. Quando si desidera gustare più tardi, scartare e riscaldare nel tostapane.

∿

Per 15 involtini di uova

ingredienti

1/4 germogli di bambù in scatola, tagliati a fette

1 cucchiaio di salsa di ostriche

1 cucchiaio di brodo di pollo o brodo

1/2 cucchiaino di zucchero

2 cucchiai di olio per soffriggere

6 grandi funghi freschi, tagliati a fettine sottili

1 gambo di sedano, tagliato a fettine sottili in diagonale

1/4 tazza di castagne d'acqua, tagliate a fettine sottili

1 tazza di germogli di fagioli mung freschi, scolati

2 cipolle verdi, tagliate a fettine sottili in diagonale

½ libbra di maiale alla brace

15 involucri per involtini di uova

3 cucchiai di amido di mais mescolato con 2 cucchiai di acqua

4-6 tazze di olio per friggere

1. Affetta sottilmente i germogli di bambù. Unisci la salsa di ostriche, il brodo di pollo e lo zucchero. Accantonare.

2. Aggiungi 2 cucchiai di olio a un wok o una padella preriscaldati. Quando l'olio è caldo, aggiungere i funghi e saltare in padella per circa 1 minuto. Aggiungere il sedano, poi le castagne d'acqua, poi i germogli di bambù, saltando in padella ciascuno per circa 1 minuto al centro del wok prima di aggiungere la verdura successiva. (Se il wok è troppo affollato, saltare in padella ogni verdura separatamente.) Aggiungere altro olio se necessario, spingendo le verdure sul lato del wok fino a quando l'olio è caldo. Aggiungere i germogli di soia e le cipolle verdi.

3. Aggiungere la salsa al centro del wok e portare a ebollizione. Aggiungere il maiale alla brace. Riscalda tutto. Freddo.

4. Scalda 4-6 tazze di olio a 375 ° F. Mentre l'olio si riscalda, prepara gli involucri. Per avvolgere, stendere un cucchiaio colmo di ripieno al centro dell'involucro, distribuito uniformemente ma non troppo vicino ai bordi. Rivestire il bordo superiore e i lati con la miscela di amido di mais e acqua. Piega la metà inferiore sul ripieno. Piega la metà superiore, assicurandoti che i 2 lati si sovrappongano. Premere verso il basso per sigillare tutti i bordi. Continuare con il resto degli involtini di uova. (Preparare più amido di mais e acqua se necessario.)

5. Friggi gli involtini fino a quando non diventano dorati (2-3 minuti). Scolare su carta assorbente.

Crunchy Crab Rangoon

La prima volta che lavori con i wrapper wonton potrebbe essere complicato, ma ti renderai presto conto! Pianifica ingredienti extra in modo da poter utilizzare il tuo primo lotto come lotto di prova.

❧

Rende 44-48

ingredienti

48 involucri di wonton

1 tazza di polpa di granchio fresca o in scatola

1 tazza di crema di formaggio

1/2 cucchiaino di salsa Worcestershire

1/2 cucchiaino di salsa di soia

1/8 cucchiaino di pepe bianco appena macinato, oa piacere

2 cucchiaini di cipolla tritata

11/2 cipolle verdi, tagliate a fettine sottili

1 spicchio d'aglio grande, tritato

Acqua per inumidire i wonton

4 tazze di olio per friggere

1. Copri gli involucri dei wonton con un panno umido per evitare che si secchino. Accantonare.

2. Se usi la polpa di granchio in scatola, scolala bene. Taglia la polpa di granchio con una forchetta. Aggiungere la crema di formaggio, quindi mescolare la salsa Worcestershire, la salsa di soia, il pepe bianco, la cipolla, la cipolla verde e l'aglio.

3. Per preparare il Crab Rangoon: stendi un involucro a forma di diamante o cerchio, a seconda della forma degli involucri di wonton che stai utilizzando. Aggiungere un cucchiaino colmo di ripieno al centro, distribuire uniformemente ma non troppo vicino ai bordi. Distribuire l'acqua su tutti e 4 i lati. Piega la parte inferiore sopra la parte superiore per formare un triangolo (gli involucri rotondi formeranno una mezza luna). Sigilla i bordi, aggiungendo altra acqua se necessario. Coprire i wonton pieni con un panno umido per evitare che si secchino.

4. Scalda 4 tazze di olio in un wok preriscaldato a 375 ° F. Far scorrere gli involucri dei wonton un po 'alla volta e friggerli per 2-3 minuti, finché non diventano

dorati. Rimuovere con una schiumarola e scolare su carta assorbente. Raffredda e servi.

Make-Ahead Crab Rangoon
Vuoi iniziare in vantaggio sulla preparazione di cocktail aperitivi? Crab Rangoon può essere preparato in anticipo fino alla fase di frittura e quindi congelato. Scongelare i wonton ripieni prima di friggerli.

Impacchi salati di lattuga

Potresti essere tentato di usare un altro tipo di lattuga per questi impacchi salati, ma non farlo. La consistenza compatta di Iceberg resiste alla piegatura e rende il contenitore perfetto per questa miscela saporita.

❧

Fa 12 giri

ingredienti

1 libbra di petto di pollo disossato e senza pelle

1 cespo di lattuga iceberg

1 peperone rosso

½ 8 once può annaffiare le castagne, sciacquate e scolate

½ 8 once possono germogli di bambù, sciacquati e scolati

1 cucchiaio di salsa di soia

2 cucchiai di salsa di ostriche

1 cucchiaio di vino di riso cinese

1 cucchiaino di zucchero

4 cucchiai di olio per soffriggere

1 cucchiaino di spicchio d'aglio tritato

1 cucchiaino di zenzero tritato

1 gambo di sedano, tagliato a fettine sottili in diagonale

1 cucchiaio di amido di mais mescolato con 2 cucchiai di acqua

2 cipolle verdi, tagliate a fettine sottili in diagonale

1 cucchiaino di olio di sesamo

1. Lavare il pollo e asciugarlo tamponando. Pestare leggermente per intenerire. Taglia il pollo a fette sottili lunghe circa 2 pollici e mezzo.

2. Lavare la lattuga, asciugare e separare le foglie. Rimuovere i semi dal peperone rosso e tagliarlo a pezzetti. Taglia le castagne d'acqua e i germogli di bambù in pezzi da 1 pollice.

3. Mescola la salsa di soia, la salsa di ostriche, il vino di riso cinese e lo zucchero. Accantonare.

4. Aggiungi 2 cucchiai di olio in un wok preriscaldato o in una padella pesante. Quando l'olio è caldo, aggiungere l'aglio e lo zenzero. Saltare in padella brevemente, quindi aggiungere il pollo. Saltare in

padella fino a quando non è dorato e quasi cotto. Togliere dal wok e scolare su carta assorbente.

5. Aggiungere 2 cucchiai di olio. Quando l'olio è ben caldo, aggiungete le castagne d'acqua e il sedano. Saltare in padella per circa 1 minuto, quindi aggiungere il peperoncino. Aggiungi i germogli di bambù. Saltare in padella fino a quando le verdure saranno colorate e tenere. Aggiungi la salsa. Mescolare velocemente la miscela di amido di mais / acqua e aggiungere al centro, mescolando velocemente per addensare. Incorporare le cipolle verdi. Condisci con olio di sesamo.

6. Per preparare l'impacco di lattuga, adagiare una foglia di lattuga piatta. Mettere al centro un dodicesimo del pollo combinato con la miscela di verdure e salsa e arrotolare la foglia di lattuga.

Gnocchi con salsa di immersione

Se preferisci gli gnocchi completamente al vapore, invece che fritti e al vapore, disponi gli gnocchi in un cestello per la cottura a vapore sopra l'acqua bollente (o il brodo di pollo per conferire più sapore) e cuoci per circa 10 minuti o fino a quando il ripieno è completamente cotto.

∽

Per 30-35

ingredienti

1 1/2 tazze di carne di maiale macinata

3 cucchiaini di vino di riso cinese o sherry secco

3 cucchiaini di salsa di soia

1 1/2 cucchiaini di olio di sesamo

1 cucchiaio e mezzo di cipolla tritata

1 confezione di involucri rotondi di wonton (gyoza)

1/2 tazza d'acqua per bollire i potstickers

Olio per friggere q.b.

1. Unisci la carne di maiale macinata, il vino di riso, la salsa di soia, l'olio di sesamo e la cipolla tritata.

18

2. Per preparare i potstickers: Mettere 1 cucchiaino di ripieno al centro dell'involucro. Bagnare i bordi dell'involucro, ripiegare il ripieno e sigillare, piegando i bordi. Continua con il resto dei potstickers. Copri i potstickers completati con un panno umido per evitare che si secchino.

3. Aggiungi 2 cucchiai di olio a un wok o una padella preriscaldati (1 cucchiaio se usi una padella antiaderente). Quando l'olio è caldo, aggiungi un po 'di potstickers, con il lato liscio rivolto verso il basso. Non saltare in padella, ma lascia cuocere per circa 1 minuto.

4. Aggiungi 1⁄2 tazza di acqua. Non capovolgere gli sticker. Cuocere, coperto, fino a quando la maggior parte del liquido sarà assorbita. Scoprire e cuocere fino a quando il liquido non sarà evaporato.

5. Allentare i potstickers con una spatola e servire con il lato bruciato rivolto verso l'alto.

Potsticker Origins

I potstickers sono gnocchi che vengono fritti in padella sul fondo e cotti al vapore sopra. Secondo la leggenda, furono inventati da uno chef della corte imperiale che fu preso dal panico dopo aver realizzato di aver bruciato accidentalmente una partita di gnocchi. Non avendo tempo per fare di più, li ha serviti comunque, e il resto è storia. Quando si cuociono gli sticker, è importante aggiungere una quantità sufficiente di acqua fumante. Mentre un fondo marrone croccante è desiderabile, i potstickers non dovrebbero aderire troppo saldamente al fondo della pentola!

Riso appiccicoso stile dim-sum

Questo piatto richiede un po 'di lavoro di preparazione, ma ne vale la pena! Il sapore ricco e la presentazione ordinata stupiranno i vostri ospiti del brunch.

❧

Per 30-35

ingredienti

1 tazza di riso a grani corti (appiccicoso)

4 foglie di loto

4 funghi secchi

2 salsicce cinesi

1/2 tazza di carne di pollo

2 cucchiai di salsa di ostriche

2 cucchiai di vino di riso

2 cucchiai di brodo di pollo o brodo

2 cucchiai di olio per soffriggere

1 spicchio d'aglio, tritato finemente

2 fette di zenzero tritate finemente

21

2 cipolle verdi, tritate finemente

1. Copri il riso appiccicoso in acqua tiepida e lascia in ammollo per almeno 2 ore, preferibilmente per tutta la notte. Scolare bene. In una casseruola di medie dimensioni, portare a ebollizione il riso colloso e 2 tazze d'acqua. Cuocere a fuoco lento, coperto, per 20 minuti o fino a quando il riso è cotto. Lascia raffreddare per 15 minuti. Sbuffa il riso prima di toglierlo dalla pentola. Dividi il riso in 4 porzioni uguali.

2. Sbollentare le foglie di loto in acqua bollente e scolarle. Mettere a bagno i funghi secchi in acqua calda per almeno 20 minuti per ammorbidirli. Scolateli, strizzandoli delicatamente per eliminare l'acqua in eccesso. Tagliate a fettine sottili.

3. Tritate le salsicce a pezzetti. Affetta sottilmente il pollo. Unisci la salsa di ostriche, il vino di riso e il brodo di pollo e metti da parte.

4. Aggiungi l'olio a un wok o una padella preriscaldati. Quando l'olio è caldo, aggiungere l'aglio e lo zenzero.

Saltare in padella brevemente fino a quando diventa aromatico. Aggiungere il pollo e poi la salsiccia. Saltare in padella per circa 2 minuti, quindi aggiungere i funghi. Incorporare la cipolla verde. Fai una fontana al centro del wok e aggiungi la salsa, portando a ebollizione. Amalgamate il tutto, quindi togliete dal fuoco e lasciate raffreddare.

5. Prendete una foglia di loto e aggiungete un quarto di riso e il ripieno, disponendolo a strati in modo che ci sia riso in alto e in basso, con il ripieno di carne e verdure al centro. Formare un pacco quadrato con la foglia di loto e legarlo con lo spago. Ripeti con le rimanenti foglie di loto.

6. Cuocere a vapore gli involtini di foglie di loto, coperti, su un piatto resistente al calore in una vaporiera di bambù per 15 minuti o fino a quando non sono pronti.

Frittelle Di Scalogno

Queste frittelle croccanti e saporite sono davvero semplici da realizzare. Ora che sai come fare, non è più necessario ordinare di nuovo dal menu da asporto!

∿

Prepara 12 frittelle

ingredienti

1 tazza di farina

2 cucchiaini e mezzo di sale, diviso

1/2 tazza di acqua bollente

2 cucchiaini di olio di sesamo

4 cipolle verdi, tagliate a fettine sottili

4-6 cucchiai di olio per friggere

1. Metti la farina in una ciotola media. Setacciare 1/2 cucchiaino di sale nella farina. Incorporare una piccola quantità di acqua bollente. Aggiungere altra acqua e iniziare a formare un impasto. Aggiungere il resto dell'acqua e mescolare. Coprire l'impasto con

24

un canovaccio umido e lasciarlo riposare per 30 minuti.

2. Lavorate l'impasto fino a renderlo liscio. Taglia la pasta a metà.

3. Stendi metà dell'impasto fino a quando non è più spesso 1/4 di pollice. Distribuire 1 cucchiaino di olio di sesamo sull'impasto. Cospargere con metà delle fette di cipolla verde.

4. Arrotolare la pasta come un rotolo di gelatina e tagliarla in 6 pezzi. Prendi un pezzo di pasta tagliata, usa le dita per allungarlo un po ', quindi formalo a forma di L. Spingi verso il basso sulla parte superiore della L con il palmo della mano per formare un cerchio. Il pancake dovrebbe avere un diametro di circa 2-3 pollici. Continuate con il resto dell'impasto.

5. Aggiungi 2 cucchiai di olio a un wok o una padella preriscaldati. Aggiungi metà delle frittelle e friggi fino a dorarle su entrambi i lati. Cospargere con il resto del sale durante la cottura. Aggiungere altro olio se necessario.

Zuppa di wonton

Semplice, veloce e soddisfacente, questa zuppa colpisce il punto quando senti arrivare un raffreddore.

∾

Per 4 persone

ingredienti

Acqua per bollire i wonton

24 gnocchi di wonton ripieni

6 tazze di brodo di pollo o brodo

½ tazza di cavolo napa sminuzzato

Sale e pepe a piacere

1 cipolla verde, affettata sottilmente

1. Porta a ebollizione una grande pentola d'acqua. Aggiungi gli gnocchi di wonton, assicurandoti che ci sia abbastanza spazio per muoverli liberamente. Far bollire per almeno 5 minuti, finché i wonton non salgono in superficie e il ripieno è cotto. Togliere dalla pentola con una schiumarola.

2. Porta a ebollizione il brodo di pollo. Aggiungere il cavolo e cuocere finché sono teneri. Condite il brodo con sale e pepe. Aggiungere i wonton cotti e riportare a ebollizione la zuppa. Togli la pentola dal fuoco e aggiungi il cipollotto. Quando servi, concedi 6 wonton a persona.

Zuppa calda e acida

Utilizzati in diversi piatti cinesi, i boccioli di giglio essiccato sono il fiore non aperto dei gigli di giorno. Puoi acquistarli online o in una drogheria asiatica.

∾

Per 4-6 persone

ingredienti

6 funghi secchi

¼ tazza di boccioli di giglio essiccati

1 torta di tofu soda

6 tazze di brodo di pollo o 5 tazze di brodo e 1 tazza di liquido per ammollo di funghi

¼ tazza di carne di maiale macinata

1 cucchiaino di sale

2 cucchiai di salsa di soia

2 cucchiai di aceto di riso leggermente zuccherato

½ cucchiaino di pepe bianco, oa piacere

1 cucchiaio di amido di tapioca

¼ tazza d'acqua

1 bianco d'uovo, leggermente sbattuto

1 cipolla verde, tritata

Qualche goccia di olio di sesamo

1. Mettere a bagno i funghi secchi in acqua calda per 20 minuti per ammorbidirli. Strizzare leggermente i funghi per eliminare l'acqua in eccesso e tagliarli a fettine sottili. Riserva il liquido di ammollo se lo desideri. Immergere i germogli di giglio essiccati in acqua calda per 20 minuti. Scolare.

2. Taglia il tofu a cubetti.

3. In una grande casseruola, portare a ebollizione il brodo di pollo o la miscela liquida di brodo e funghi. Quando bolle, aggiungi i funghi, i boccioli di giglio, il tofu e la carne di maiale macinata.

4. Riportare a ebollizione e aggiungere il sale, la salsa di soia, l'aceto di riso e il pepe bianco.

5. Mescolare l'amido di tapioca e l'acqua e versarlo lentamente nella zuppa, mescolando. Quando la zuppa si sarà addensata, spegnete il fuoco.

6. Versare l'albume e mescolare velocemente fino a formare dei pezzetti sottili. Incorporare la cipolla verde. Condisci con olio di sesamo. Dai un ultimo colpo.

Istruzioni per il congelamento

Questo piatto può essere preparato in anticipo e congelato. Preparare la zuppa, lasciando fuori il tofu e l'uovo. Quando è pronto per servire, scongelare la zuppa, aggiungere il tofu e portare a ebollizione. Quando la zuppa sarà bollente, aggiungere l'albume d'uovo sbattuto.

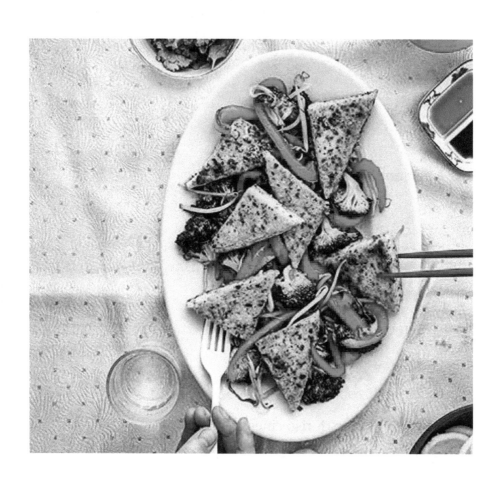

Zuppa di uova tradizionale

Per aggiungere più proteine a questo piatto e renderlo più ripieno, aggiungi il tofu compatto a dadini nelle fasi finali, dopo aver lasciato cadere le uova.

~

Per 4 persone

ingredienti

4 tazze di brodo di pollo o brodo

1/8 cucchiaino di pepe bianco

1/4 cucchiaino di sale

1/4 cucchiaino di zucchero

1 cucchiaino di vino di riso cinese o sherry secco

2 uova, leggermente sbattute

2 cipolle verdi, tritate

Qualche goccia di olio di sesamo

1. Porta a ebollizione il brodo di pollo o il brodo.

2. Quando il brodo bolle, aggiungi il pepe bianco, il sale, lo zucchero e il vino di riso. Cuocere per un altro minuto.

3. Spegnere il fuoco e versare le uova nella zuppa in un flusso costante, mescolando rapidamente in senso orario fino a formare dei filamenti sottili.

4. Aggiungere le cipolle verdi e l'olio di sesamo. Dare alla zuppa un'ultima mescolata.

Come cadi?

La parte più impegnativa della preparazione di Egg Drop Soup è lo streaming dell'uovo nella zuppa. Per prima cosa, spegni il fuoco: questo impedisce alle uova di sviluppare una consistenza gommosa. Quindi, tieni una forchetta dodici pollici sopra la pentola e versa lentamente l'uovo sbattuto attraverso i rebbi. Mescolare rapidamente in senso orario per formare dei pezzetti sottili; delicatamente per formare lunghi ruscelli.

Gado Gado Salad con salsa di arachidi

Se ti senti ambizioso, puoi preparare la tua salsa di arachidi mescolando 1 tazza di burro di arachidi naturale, 1 cucchiaio di salsa di soia, una piccola quantità di pasta di peperoncino, 1 cucchiaino di zucchero di canna e acqua calda per diluire fino alla consistenza desiderata.

❧

Per 4 persone

ingredienti

2 patate rosse

2 uova sode

½ Cetriolo inglese

½ tazza di taccole

½ tazza di cavolfiore

½ tazza di foglie di spinaci

½ tazza di carote, tritate

½ germogli di fagioli mung tazza

Salsa di arachidi acquistata in negozio

34

1. Lessare le patate con la buccia e affettarle. Lessare le uova e tagliarle a fettine sottili. Pelare il cetriolo e tagliarlo a fettine sottili. Infila le taccole. Trita il cavolfiore.

2. Sbollenta le taccole, le foglie di spinaci, le carote e i germogli di soia.

3. Disporre le verdure su un piatto da portata, lavorando dall'esterno verso l'interno. Si possono disporre le verdure in qualsiasi ordine, ma le fettine di uovo sode devono essere adagiate sopra.

4. Versare la salsa di arachidi sull'insalata. Servite subito.

Insalata Di Anguria Cinese

L'Oriente incontra il Mediterraneo in questa creazione fusion che mescola i classici sapori asiatici con la dolcezza dell'anguria e dei pomodori maturati.

~

Per 6 persone

ingredienti

¼ tazza di aceto di riso

½ cucchiaino di succo di limone

¼ cucchiaino di salsa al peperoncino

¼ cucchiaino di olio di sesamo

1 cucchiaio di pasta di sesamo o burro di arachidi

2 cucchiai d'acqua

2 tazze di crescione

1 pomodoro piccolo

1 foglia di lattuga romana, sminuzzata

10 cubetti da 1 pollice di anguria, buccia verde e semi rimossi

1. Per il condimento, mettere l'aceto di riso, il succo di limone, la salsa al peperoncino, l'olio di sesamo, la pasta di sesamo e l'acqua in un frullatore e frullare fino a che liscio. Mettere in una ciotola e mettere da parte.

2. Lava il crescione. Scolare accuratamente e rimuovere i gambi. Tagliate il pomodoro a fettine sottili.

3. Condisci il crescione con la lattuga romana e il pomodoro. Mettere in una ciotola da portata e aggiungere i cubetti di anguria. Cospargi la salsa. Metti in frigorifero il condimento avanzato in un barattolo sigillato. Si manterrà per 3-4 giorni.

Il burro di arachidi è un sostituto

La versione più autentica di questo piatto utilizza la pasta di sesamo. A base di semi di sesamo tostati, la pasta di sesamo ha un sapore dolce simile al burro di arachidi, che lo rende un comodo sostituto. Sebbene sia anche fatto con semi di sesamo macinati, il tahini mediorientale non è un buon sostituto della pasta di sesamo: è fatto con semi di sesamo non tostati, dandogli un sapore molto diverso.

Insalata Di Asparagi All'aglio

L'aceto di riso nero è fatto con riso glutinoso nero ed è profondo e ricco di sapore. Cercalo nel tuo mercato asiatico. Altri aceti non conferiranno lo stesso gusto affumicato, quindi non c'è alcun sostituto per questo favorito della Cina meridionale.

∿

Per 4 persone

ingredienti

1 libbra di asparagi freschi

1 spicchio d'aglio, tritato

2 cucchiai di aceto di riso nero

2 cucchiaini di zucchero bianco

1 cucchiaio di salsa di soia

1/8 cucchiaino di olio di sesamo

1. Lavate gli asparagi e scolateli bene. Taglia le estremità e taglia in diagonale in pezzi da 1 1/2 pollice.

2. Porta a ebollizione una grande pentola d'acqua. Sbollentare gli asparagi e tuffarli in acqua fredda. Scolare bene.

3. Mescola lo spicchio d'aglio, l'aceto di riso nero, lo zucchero, la salsa di soia e l'olio di sesamo. Condisci con gli asparagi.

Aceto Di Riso Nero

Con la sua intrigante combinazione di aspro e dolce, l'aceto di riso nero è la crème de la crème degli aceti di riso. Il più famoso proviene dalla regione del Chinkiang della Cina meridionale. Se ti piace il caratteristico sapore affumicato dell'aceto di riso nero, prova a sostituirlo in qualsiasi ricetta in cui è richiesto l'aceto di riso.

Riso Fritto Di Pollo In Stile Ristorante

Sentiti libero di essere creativo con questa ricetta e aggiungi altre verdure e carne o tofu che ti capita di avere nel tuo frigorifero. La salsa di soia densa è addensata con melassa.

~

Per 4 persone

ingredienti

2 uova grandi

21⁄2 cucchiai di salsa di ostriche, divisi

1⁄8 cucchiaino di sale

1⁄8 cucchiaino di pepe

5-6 cucchiai di olio per soffriggere

2 gambi di sedano, tagliati a dadini

1⁄2 tazza di cipolla tritata

4 tazze di riso cotto a freddo

11⁄2 tazze di pollo cotto, tritato

2 cucchiaini di salsa di soia densa

2 cipolle verdi, tritate

1. Sbatti leggermente le uova. Mescolare 1 cucchiaio di salsa di ostriche e sale e pepe a piacere.

2. Aggiungi 2 cucchiai di olio a un wok o una padella preriscaldati. Quando l'olio è ben caldo, versare il composto di uova nella padella. Cuocere a fuoco medio-medio-alto, usando 2 spatole per girarlo una volta. Non arrampicarti. Rimuovere e tagliare a listarelle sottili. Accantonare.

3. Pulisci il wok, se necessario. Aggiungi 1-2 cucchiai di olio. Quando l'olio sarà ben caldo aggiungete il sedano. Saltare in padella per 1 minuto, quindi aggiungere la cipolla. Soffriggere le verdure finché non sono tenere. Rimuovere.

4. Aggiungere 2 cucchiai di olio. Quando l'olio è ben caldo, aggiungete il riso. Saltare in padella a fuoco medio, mescolando per separare i chicchi. Aggiungere 1 cucchiaio e mezzo di salsa di ostriche e una piccola quantità di sale e pepe. Unisci il pollo, la cipolla e il sedano. Incorporare la salsa di soia densa. Se lo desideri, aggiungi sale e zucchero extra. Per

servire guarnire il pollo con le strisce di uovo al tegamino e le cipolle verdi.

Riso Fritto Saporito
Invece di servire immediatamente il riso fritto, prova a conservarlo in frigorifero in un contenitore sigillato per usarlo un altro giorno. Questo dà ai sapori più tempo per mescolarsi. Assicurati solo di lasciare raffreddare completamente il riso fritto prima di riporlo.

Spaghetti Di Riso Ardenti

Le tagliatelle di bastoncini di riso fanno sembrare i vermicelli grossi filamenti di pasta. La loro consistenza ultrasottile aiuta a intrappolare tutti gli ingredienti e la salsa, saturandoli di sapore.

∽

Per 2-4 persone

ingredienti

¼ libbra di spaghetti di riso in stick

¼ tazza di salsa di soia scura

1 cucchiaino di zucchero

¼ cucchiaino di olio di peperoncino piccante

¼ cucchiaino di pasta di peperoncino

1 cucchiaino di aceto di riso nero

½ tazza d'acqua

1 cucchiaio e mezzo di olio per soffriggere

¼ tazza di cipolla tritata

1. Immergi i bastoncini di riso in acqua calda per 15 minuti o finché non si saranno ammorbiditi. Scolare bene.

2. Unire la salsa di soia scura, lo zucchero, l'olio di peperoncino piccante, la pasta di peperoncino, l'aceto di riso nero e l'acqua; accantonare.

3. Aggiungi l'olio a un wok o una padella preriscaldati. Quando l'olio sarà ben caldo, aggiungete la cipolla tritata. Saltare in padella fino a renderlo morbido e traslucido.

4. Aggiungere gli spaghetti di riso e saltare in padella per 2-3 minuti. Aggiungi la salsa al centro del wok. Mescolare con le tagliatelle e saltare in padella fino a quando le tagliatelle hanno assorbito tutta la salsa.

Dan Dan Noodles

Servire questo insieme a una semplice carne e verdure saltate in padella o utilizzare le tagliatelle come base per uno.

Per 4 persone

ingredienti

8 once di pasta fresca all'uovo

2 cucchiaini più 1 cucchiaio di olio di sesamo, divisi

3 cucchiai di burro di arachidi

2 cucchiai di salsa di soia scura

1 cucchiaio di salsa di soia leggera

3 cucchiai di aceto di riso

4 cucchiaini di zucchero

1 cucchiaio di olio di peperoncino piccante

1 cucchiaio e mezzo di semi di sesamo tostati

3 cipolle verdi, tagliate a pezzi da 1 pollice

1. Portare ad ebollizione una pentola d'acqua e cuocere le tagliatelle al dente. Scolare bene e condire con 2 cucchiaini di olio di sesamo. Freddo.

2. Unisci il burro di arachidi, la salsa di soia scura, la salsa di soia leggera, l'aceto di riso, lo zucchero, 1 cucchiaio di olio di sesamo e l'olio di peperoncino piccante. Frullare in un frullatore o in un robot da cucina.

3. Mescolare la salsa con le tagliatelle. Cospargere i semi di sesamo tostati. Guarnire con il cipollotto.

Manzo Mongolo e Vermicelli

Questa deliziosa ricetta, che contiene carne di manzo saltata in padella su un letto di spaghetti di riso croccanti, dà al popolare piatto di PF Chang una corsa per i suoi soldi.

⌒

Per 4-6 persone

ingredienti

1 libbra di controfiletto o bistecca di fianco

3 cucchiai di salsa di soia scura, divisi

1 cucchiaio di vino di riso cinese o sherry secco

1 cucchiaino di olio di sesamo

1 cucchiaio di amido di mais

8 once di spaghetti di vermicelli di riso

1 mazzetto di porri

2 cucchiai di salsa hoisin

½ cucchiaino di zucchero

½ cucchiaino di salsa al peperoncino

2 spicchi d'aglio, tritati

1 cucchiaino e mezzo di amido di mais

2 cucchiai d'acqua

11⁄2 tazze di olio per friggere

1. Tagliare la carne di manzo a fettine sottili. Aggiungere 2 cucchiai di salsa di soia scura, sherry, olio di sesamo e amido di mais, aggiungendo per ultimo l'amido di mais. Marinare la carne per 30 minuti. Immergere i vermicelli di riso in acqua calda per 15-20 minuti per ammorbidirli. Scolare bene.

2. Lavare il mazzetto di porri e tagliarlo a fette lunghe circa 1 cm. Mescola la salsa hoisin, lo zucchero, la salsa chili e 1 cucchiaio di salsa di soia scura. Accantonare.

3. Riscaldare 1 tazza e 1⁄2 di olio a 350 ° F in un wok preriscaldato. Quando l'olio sarà ben caldo, aggiungete i vermicelli di riso. Friggi finché non si gonfiano e diventano croccanti. Rimuovere e scolare su carta assorbente.

4. Rimuovere tutto tranne 2 cucchiai di olio. Quando l'olio è caldo, aggiungere l'aglio e saltare in padella

fino a quando diventa aromatico. Aggiungere la carne di manzo e saltare in padella finché non cambia colore e non è quasi cotta. Rimuovere e scolare su carta assorbente.

5. Aggiungere altro olio, se necessario. Aggiungi i porri al wok. Saltare in padella per circa 1 minuto. Aggiungi la salsa al centro del wok. Mescolare la maizena e l'acqua e unire alla salsa, mescolando per addensare. Portare ad ebollizione. Aggiungi la carne di nuovo nel wok e mescola tutti gli ingredienti insieme. Servire sopra gli spaghetti di riso.

Spiedini di manzo satay

Servi questi gustosi spiedini con riso fritto e taccole saltate in olio di sesamo e aglio per completare il tuo pasto asiatico.

∽

Per 6-8 persone

ingredienti

½ bistecca di controfiletto di manzo

¼ tazza di salsa di soia scura

¼ cucchiaino di pasta di peperoncino

1 cucchiaio di salsa hoisin

1 cucchiaino di zucchero

1 cucchiaino di marmellata di arance

1 spicchio d'aglio, tritato

1 fetta di zenzero, tritato

1. Tagliare la carne attraverso il grano in strisce molto sottili, lunghe circa 1 pollice.

2. Unisci gli ingredienti rimanenti. Marinare la carne in frigorifero durante la notte o per almeno 2 ore. Scolare la carne, riservando la marinata.

3. Infilare almeno 2 fette di manzo marinato su ogni spiedino, intrecciandole dentro e fuori come una fisarmonica. Spennellate con la marinata riservata.

4. Griglia la carne su entrambi i lati.

Manzo Barbecue Cinese

Una spezia popolare in molte aree della cucina asiatica, l'anice stellato è un baccello a forma di stella con un sapore forte che ricorda la liquirizia.

∽

Per 4-6 persone

ingredienti

6 funghi secchi

1 daikon grande

2-3 cucchiai di olio per soffriggere

2 fette di zenzero

3 spicchi d'aglio piccoli, tritati

2 libbre di manzo stufato disossato, tagliato a pezzi

3 tazze d'acqua

½ tazza di salsa di soia scura

¼ tazza di salsa di soia leggera

1 pezzo di buccia di mandarino essiccata, larga 2-3 pollici

1 anice stellato

1 pezzo (circa 1 oncia) di zucchero di canna giallo

1. Mettere a bagno i funghi secchi in acqua calda per almeno 20 minuti per ammorbidirli. Strizzare delicatamente per eliminare l'acqua in eccesso e affettare. Pelare il daikon e tagliarlo a fette da 1/2 pollice. Se lo desideri, sbuccia lo zenzero.

2. Aggiungi l'olio a un wok o una padella preriscaldati. Quando l'olio è caldo, aggiungere lo zenzero e l'aglio e saltare in padella brevemente fino a quando non diventa aromatico. Aggiungere la carne e cuocere fino a doratura.

3. Aggiungere l'acqua, 1/4 tazza di salsa di soia scura, 2 cucchiai di salsa di soia leggera, la buccia di mandarino e l'anice stellato e portare a ebollizione. Abbassa la fiamma e lascia sobbollire per 45 minuti. Aggiungere la rimanente salsa di soia scura e leggera, lo zucchero di canna, il daikon e i funghi secchi. Cuocere a fuoco lento per altri 45 minuti o finché il liquido non si sarà ridotto.

Manzo croccante con salsa all'arancia

I tuoi bambini adoreranno le note dolci e luminose di questo piatto. Servire su un letto di riso al gelsomino con un'insalata di cavolo cappuccio grattugiato al sesamo.

∽

Per 4-6 persone

ingredienti

2 cucchiaini di vino di riso cinese o sherry secco, divisi

½ cucchiaino di bicarbonato di sodio

1 libbra di controfiletto o bistecca di fianco, sminuzzata

⅓ tazza di buccia d'arancia essiccata

1 cipolla verde

2 cucchiai di salsa di soia

1 cucchiaino di zucchero

¼ cucchiaino di pasta di peperoncino

3 cucchiai di olio per soffriggere

2 fette di zenzero tritate

1 spicchio d'aglio, tritato

1. Aggiungere 1 cucchiaino di vino di riso e bicarbonato di sodio alla carne. Marinare la carne per 30 minuti.

2. Tagliate a fettine sottili la buccia d'arancia essiccata. Taglia la cipolla verde a fette di 1 cm e mezzo in diagonale.

3. Unisci la salsa di soia, lo zucchero, la pasta di peperoncino e 1 cucchiaino di vino di riso. Accantonare.

4. Aggiungi 2 cucchiai di olio a un wok o una padella preriscaldati. Quando l'olio è caldo, aggiungi la carne. Saltare in padella fino a quando non è quasi cotto. Togliere dal wok e scolare su carta assorbente.

5. Aggiungere 1 cucchiaio di olio. Aggiungere lo zenzero, l'aglio, il cipollotto e la buccia d'arancia essiccata. Saltare in padella fino a quando la buccia d'arancia è aromatica. Aggiungere la salsa al centro e portare a ebollizione. Aggiungere la carne di nuovo dentro. Mescolare tutto e saltare in padella fino a quando la carne è cotta e servire calda.

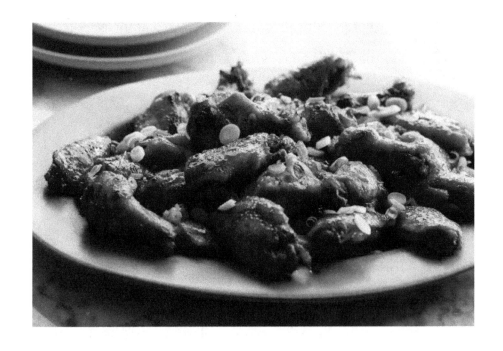

Ginger Beef Saltare in padella

Se hai problemi a sminuzzare la bistecca, tagliala il più sottile possibile sulla diagonale per un effetto simile.

∽

Per 2 persone

ingredienti

1 cucchiaio di salsa di soia

$1/2$ cucchiaino di vino di riso cinese o sherry secco

$1/4$ cucchiaino di zucchero

$1/4$ cucchiaino di bicarbonato di sodio

$1/2$ bistecca di fianco alla libbra, sminuzzata

$1/2$ peperone rosso

2 cucchiai di salsa di soia scura

1 cucchiaio più 1 cucchiaino di salsa di ostriche

1 cucchiaino e mezzo di zucchero

$1/2$ tazza d'acqua

4-5 cucchiai di olio per friggere

2 fette di zenzero tritate

$1/2$ coppa di funghi, affettati

1. Aggiungere la salsa di soia, il vino di riso, lo zucchero e il bicarbonato di sodio alla carne. Marinare la carne per 30 minuti.

2. Lavare il peperone rosso, eliminare i semi e tagliarlo a fettine sottili.

3. Unisci la salsa di soia scura, la salsa di ostriche, lo zucchero e l'acqua e metti da parte.

4. Aggiungi 3 cucchiai di olio a un wok o una padella preriscaldati. Quando l'olio è caldo, aggiungi la carne. Stendere e friggere per 2 minuti, quindi capovolgere e friggere per altri 2 minuti. Soffriggi la carne finché non diventa marrone scuro (ci vorranno circa 8 minuti). Togliere dal wok e scolare su carta assorbente.

5. Aggiungi 1-2 cucchiai di olio al wok. Quando l'olio è caldo, aggiungere lo zenzero e saltare in padella brevemente fino a quando diventa aromatico. Aggiungere i funghi e il peperoncino e saltare in padella finché sono teneri. Aggiungere la salsa al

centro del wok e portare a ebollizione. Aggiungi la carne di manzo. Mescola tutto e servi caldo.

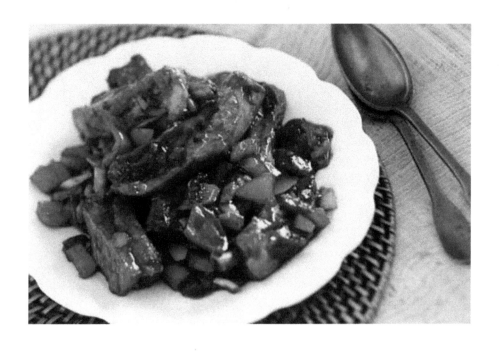

Costolette in agrodolce

Preparare le tue costolette è in realtà abbastanza facile! Questa ricetta demistifica il processo.

❧

Per 2-4 persone

ingredienti

1/2 libbra di costolette

4 cucchiaini di zucchero, divisi

2 cucchiai più 1 cucchiaino di aceto di riso, divisi

2 cucchiai di ketchup

2 cucchiai di salsa Worcestershire

4 cucchiai di salsa di soia

2 cucchiai di olio per soffriggere

1. Lavare le costine di maiale e asciugarle tamponando. Separare in pezzi delle dimensioni di una porzione. Marinare le costine in 1 cucchiaino di zucchero e 1 cucchiaino di aceto di riso per 30 minuti.

2. Mescola 3 cucchiaini di zucchero, 2 cucchiai di aceto di riso, ketchup, salsa Worcestershire e salsa di soia e metti da parte.

3. Aggiungi l'olio a un wok o una padella preriscaldati. Quando l'olio è ben caldo, aggiungere le costine e saltare in padella per circa 5 minuti, fino a quando non diventano dorate.

4. Aggiungere la salsa, abbassare la fiamma, coprire e cuocere a fuoco lento le costine da 45 minuti a 1 ora.

Costolette di aglio a misura di boccone

Questi bocconcini fritti due volte sono una delizia gustosa per quando desideri qualcosa di croccante e saporito.

⌒

Per 4-6 persone

ingredienti

2 libbre di costolette

1 tazza di zucchero di canna

1 tazza d'acqua

3 cucchiai di salsa di soia

1 cucchiaio di senape secca

3 spicchi d'aglio, tritati

3 uova

1 tazza di farina

4-6 tazze di olio per friggere

    1. Taglia le costine a pezzetti.

2. Unisci lo zucchero di canna, l'acqua, la salsa di soia, la senape e gli spicchi d'aglio. Aggiungere alle costine e marinare per 1 ora.

3. Sbattere leggermente le uova e unirle alla farina per formare una pastella, aggiungendo acqua o altra farina a piacere. Usa un cucchiaio di legno per testare la pastella: dovrebbe cadere lentamente ed essere in grado di rivestire la parte posteriore del cucchiaio.

4. Aggiungere l'olio a un wok e scaldare a 350 ° F. In attesa che l'olio si scaldi, ricopri le costine nella pastella. Quando l'olio è caldo, aggiungi con cura le costine di maiale nel wok. Friggere in lotti per circa 5 minuti. Rimuovere e scolare su carta assorbente.

5. Aumenta la temperatura dell'olio a 400 ° F. Friggi brevemente le costine una seconda volta, finché non diventano dorate. Rimuovere e scolare.

Maiale Szechwan Cotto Due volte

Quando aggiungi il maiale nel wok, assicurati di cuocere solo fino a quando tutti gli ingredienti sono ben combinati. Dal momento che stai bollendo il maiale per la prima volta, riscaldarlo troppo a lungo nel wok può portare a una consistenza dura.

Per 2-4 persone

ingredienti

½ libbra di maiale disossato

½ peperone rosso

½ peperone verde

1 spicchio d'aglio, tritato

2 fette di zenzero tritate

3 cucchiai di olio per soffriggere

1 cucchiaino di pasta di fagioli caldi

2 cucchiai di salsa di soia scura

1 cucchiaino di zucchero

1. Lessare la carne di maiale in acqua per 20–25 minuti. Rimuovere e raffreddare. Tagliate a listarelle sottili.

2. Sbollentare i peperoni immergendoli brevemente in acqua bollente. Tagliate a fettine sottili.

3. Aggiungi 3 cucchiai di olio a un wok o una padella preriscaldati. Quando l'olio è caldo, aggiungere lo zenzero, l'aglio e la pasta di fagioli caldi con l'aglio. Soffriggere brevemente finché l'aglio e lo zenzero non saranno aromatici. Aggiungere i peperoni e saltare in padella. Mescolare la salsa di soia scura e lo zucchero. Aggiungi il maiale. Unire accuratamente tutti gli ingredienti e saltare in padella per circa 1 minuto in più. Servire caldo.

Lap Chong Saltare in padella

Il Lap Chong è una salsiccia di maiale tradizionale cinese affumicata, speziata e addolcita.

Per 2-4 persone

ingredienti

3 salsicce cinesi (lap chong)

2 cucchiai di olio per soffriggere

1 cucchiaino di scalogno tritato

6 grandi foglie di cavolo, sminuzzate

1/2 brodo di pollo

1 cucchiaino di vino di riso cinese o sherry secco

2 cipolle verdi, tritate finemente in diagonale

1. Tagliare la salsiccia in diagonale a pezzettini.

2. Aggiungi l'olio a un wok o una padella preriscaldati. Quando l'olio è ben caldo, aggiungere lo scalogno e soffriggere brevemente. Aggiungi le salsicce. Saltare

in padella per circa 2 minuti, quindi spingere le salsicce sul lato del wok. Aggiungi il cavolo cappuccio. Saltare in padella per circa 2 minuti. Aggiungere il brodo di pollo e il vino di riso al centro del wok e portare a ebollizione.

3. Cuocere a fuoco lento, coperto, per 3-4 minuti, incorporare le cipolle verdi e servire caldo.

Maiale Fiery Hoisin

Usa spinaci freschi e hoisin di buona qualità in questo piatto per i risultati più gustosi. Servire ben caldo su un letto di riso bianco colloso.

ᕦᕤ

Per 4 persone

ingredienti

3⁄4 libbra di filetto di maiale

1 cucchiaio di salsa di soia

2 cucchiaini di bicarbonato di sodio

1 mazzetto di spinaci

2 cucchiai di salsa hoisin

1 cucchiaio di salsa di soia scura

1⁄4 tazza d'acqua

3 cucchiai di olio per soffriggere

1⁄4 cucchiaino di pasta di peperoncino

1. Tagliate la carne di maiale a fettine sottili. Marinare nella salsa di soia e nel bicarbonato di sodio per 30 minuti.

2. Sbollentare brevemente gli spinaci in acqua bollente e scolarli bene.

3. Unisci la salsa hoisin, la salsa di soia scura e l'acqua. Accantonare.

4. Aggiungi 2 cucchiai di olio a un wok o una padella preriscaldati. Quando l'olio è caldo, aggiungere il maiale e saltare in padella finché non cambia colore e non è quasi cotto. Rimuovere e scolare su carta assorbente.

5. Aggiungere 1 cucchiaio di olio. Quando l'olio è caldo, aggiungere la pasta di peperoncino e saltare in padella fino a quando diventa aromatico. Aggiungere gli spinaci. Saltare in padella per un minuto, aggiungendo zucchero o salsa di soia per condire se lo si desidera. Aggiungere la salsa al centro del wok e portare a ebollizione. Aggiungi il maiale. Abbassa la fiamma, mescola il tutto e servi caldo.

Moo Goo Gai Pan

Un adattamento americano di un piatto tradizionale cantonese, noterai che la salsa di soia non comprende la base della salsa qui; invece, è brodo di pollo.

$\sim$

Per 4 persone

ingredienti

2 grandi petti di pollo disossati e senza pelle

4 cucchiai di salsa di ostriche, divisi

2 cucchiaini di amido di mais, divisi

1/2 brodo di pollo o brodo

1 cucchiaino di zucchero

1/8 cucchiaino di pepe bianco

1/2 tazza di funghi freschi

4 cucchiai di olio per soffriggere

1 spicchio d'aglio, tritato

1/2 8 once possono germogli di bambù, risciacquati

1. Lavate il pollo e tagliatelo a fettine sottili. Mescolare 2 cucchiai di salsa di ostriche e 1 cucchiaino di amido di mais. Marinare il pollo per 30 minuti.

2. Mescolare il brodo di pollo, lo zucchero, il pepe bianco, 2 cucchiai di salsa di ostriche e 1 cucchiaino di amido di mais. Accantonare. Pulisci i funghi con un panno umido e tagliali a fettine sottili.

3. Aggiungi 2 cucchiai di olio a un wok o una padella preriscaldati. Quando l'olio è caldo, aggiungere l'aglio e saltare in padella brevemente fino a quando diventa aromatico. Aggiungere il pollo e saltare in padella finché non cambia colore e non è quasi cotto. Togli il pollo dal wok e mettilo da parte.

4. Pulisci il wok e aggiungi altri 2 cucchiai di olio. Quando l'olio è caldo, aggiungere i funghi e soffriggere per circa 1 minuto. Aggiungi i germogli di bambù.

5. Mescola velocemente la salsa. Fai una buca al centro del wok spingendo le verdure ai lati. Aggiungere la

salsa al centro, mescolando energicamente per addensare. Aggiungere il pollo e mescolare.

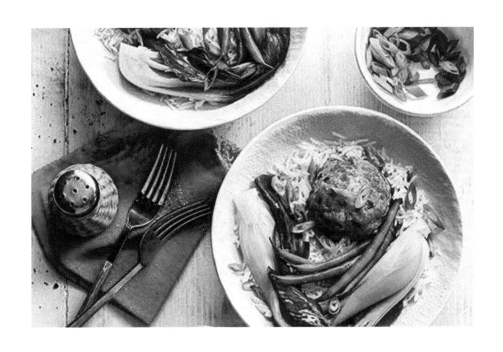

Pollo agli anacardi

Tradizionalmente questo non viene servito con le verdure, ma sentiti libero di aggiungere cipolle, sedano o germogli di soia per una dimensione aggiuntiva.

∾

Per 2-4 persone

ingredienti

2 petti di pollo disossati e senza pelle

2 cucchiai di salsa di soia scura

1 cucchiaio di vino di riso cinese o sherry secco

1 cucchiaino di zucchero

1/4 cucchiaino di olio di sesamo

1/4 cucchiaino di pasta di peperoncino

3 cucchiai di olio per soffriggere

1/2 anacardi in tazza

1. Taglia il pollo a cubetti da 1 pollice. Mescolare insieme la salsa di soia scura, il vino di riso, lo

zucchero, l'olio di sesamo e la pasta di peperoncino e mettere da parte.

2. Aggiungi 2 cucchiai di olio a un wok o una padella preriscaldati. Soffriggi il pollo finché non è quasi cotto. Rimuovere e scolare su carta assorbente.

3. Pulisci il wok con un tovagliolo di carta e aggiungi 1 cucchiaio di olio. Soffriggere gli anacardi molto brevemente, finché non saranno dorati.

4. Aggiungere la salsa al wok e portare a ebollizione. Abbassa la fiamma e aggiungi di nuovo il pollo nel wok. Mescolare e servire caldo.

Pollo del Generale Tso

Per preparare questo piatto, che rivaleggia con la tua versione da asporto preferita, ti consigliamo di avere un termometro per caramelle o olio in modo da poter regolare la temperatura dell'olio nel tuo wok.

∾

Per 4 persone

ingredienti

1 libbra di carne di pollo scura

2 cucchiai di salsa di soia

3 cucchiaini di vino di riso cinese o sherry secco, divisi

1/8 cucchiaino di pepe bianco

1 cucchiaio di amido di mais

4 cucchiai di salsa di soia scura

2 cucchiaini di zucchero

1/2 cucchiaino di olio di sesamo

6 peperoncini rossi secchi

4-6 tazze di olio per friggere

1 spicchio d'aglio grande, tritato

1 cucchiaino di zenzero tritato

2 cipolle verdi, tagliate a fettine sottili

1. Taglia il pollo a cubetti. Mescolare la salsa di soia, 2 cucchiaini di vino di riso, pepe bianco e l'amido di mais, aggiungendo per ultimo l'amido di mais. Marinare il pollo per 30 minuti.

2. Unisci la salsa di soia scura, lo zucchero, l'olio di sesamo e 1 cucchiaino di vino di riso. Accantonare. Tagliate a metà i peperoncini rossi e privateli dei semi. Tritate e mettete da parte.

3. Riscalda l'olio a 350 ° F. Quando l'olio è caldo, aggiungi i cubetti di pollo e friggi finché non saranno leggermente dorati. Togliere dal wok e scolare su carta assorbente.

4. Aumenta la temperatura del wok a 400 ° F. Friggi brevemente il pollo una seconda volta, finché non diventa dorato. Togliere dal wok e scolare su carta assorbente.

5. Scolare il wok, lasciando 2 cucchiai di olio per saltare in padella. Quando l'olio è caldo, aggiungi l'aglio, lo

zenzero e le cipolle verdi. Saltare in padella brevemente fino a quando diventa aromatico. Aggiungere i peperoncini e cuocere per 1 minuto. Aggiungere la salsa al centro del wok e portare a ebollizione. Aggiungere il pollo e mescolare.

Pollo Kung Pao Sano

Una versione saltata in padella di un piatto preferito fritto ti consente di risparmiare calorie dandoti tutto il sapore - e poi un po '!

❧

Per 2-4 persone

ingredienti

2 petti di pollo disossati e senza pelle

1 cucchiaio di salsa di soia

2 cucchiai di vino di riso cinese o sherry secco, divisi

1 cucchiaio di amido di mais

2 cucchiai di salsa di soia scura

1 cucchiaino di zucchero

1/4 cucchiaino di olio di sesamo

4 cucchiai di olio per soffriggere

1 spicchio d'aglio, tritato

1/4 cucchiaino di pasta di peperoncino

1/2 tazza di arachidi tostate e non salate

1. Taglia il pollo a cubetti da 1 pollice. Aggiungere la salsa di soia, 1 cucchiaio di vino di riso e l'amido di mais al pollo, aggiungendo per ultimo l'amido di mais. Marinare il pollo per 30 minuti.

2. Mescola la salsa di soia scura, 1 cucchiaio di vino di riso, lo zucchero e l'olio di sesamo.

3. Aggiungi 2 cucchiai di olio a un wok o una padella preriscaldati. Quando l'olio è caldo, aggiungere i cubetti di pollo e saltare in padella finché non diventano dorati. Togli il pollo dal wok e scolalo su carta assorbente.

4. Aggiungere 2 cucchiai di olio. Quando l'olio sarà ben caldo, aggiungere lo spicchio d'aglio e la pasta di peperoncino. Saltare in padella brevemente fino a quando diventa aromatico. Aggiungere le arachidi e saltare in padella molto brevemente, facendo attenzione a non bruciare.

5. Aggiungere la salsa al wok e portare a ebollizione. Abbassa la fiamma e aggiungi il pollo. Mescola tutto

e fai sobbollire per qualche minuto finché il pollo non sarà cotto.

Pollo all'aglio

Puoi intensificare i sapori di questo piatto aumentando la quantità di pasta di peperoncino e aglio a piacere.

☙

Per 4 persone

ingredienti

4 petti di pollo disossati e senza pelle

2 albumi d'uovo

¼ cucchiaino di sale

2 cucchiaini di amido di mais

2 cucchiai di olio per soffriggere

3 spicchi d'aglio grandi, tritati

½ cucchiaio di pasta di peperoncino

¼ tazza di salsa di soia

2 cucchiai di vino di riso cinese o sherry secco

½ cucchiaino di olio di sesamo

2 cipolle verdi, tagliate a pezzi da 1 cm

1 pomodoro, tagliato a spicchi

1. Lavare il pollo, asciugarlo e tagliarlo a cubetti. Aggiungere gli albumi, il sale e la maizena, aggiungendo per ultima l'amido di mais. Marinare il pollo per 1 ora.

2. Porta a ebollizione molto bassa una grande pentola d'acqua. Aggiungi il pollo, mescolando per separare i pezzi, e rimuovilo non appena diventa bianco (circa 60-90 secondi). Scolare immediatamente.

3. Aggiungi l'olio a un wok o una padella preriscaldati. Quando l'olio è caldo, aggiungere la pasta di aglio e peperoncino e saltare in padella fino a quando l'aglio è aromatico. Aggiungere il pollo e saltare in padella brevemente. Aggiungere la salsa di soia e il vino di riso. Portare a ebollizione e cuocere per qualche minuto fino a quando tutto si sarà riscaldato. Incorporate le cipolle verdi e irrorate con l'olio di sesamo. Servire su un letto di riso bianco, guarnito con gli spicchi di pomodoro.

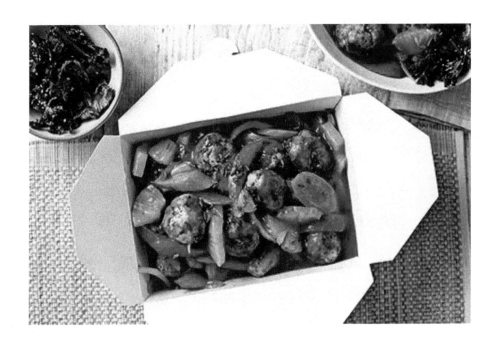

Pollo al mango dolce

Questo piatto di ispirazione thailandese presenta zenzero, curry, curcuma e mango: sapori speziati e dolci che si fondono magicamente e non sono per i mansueti.

~

Per 4 persone

ingredienti

4 petti di pollo disossati e senza pelle

1 albume d'uovo

1 cucchiaio di vino di riso cinese o sherry secco

1/4 cucchiaino di sale

2 cucchiaini di amido di mais

2 cucchiai di aceto di riso

2 cucchiai più 1 cucchiaino di zucchero di canna

1 lattina di fette di mango con succo riservato

1 cucchiaio di zenzero tritato

1 cucchiaino di pasta di curry

1/2 cucchiaino di curcuma

1 tazza di olio per friggere

1. Taglia il pollo a cubetti. Mescolare l'albume, il vino di riso, il sale e la maizena. Marinare il pollo per 30 minuti.

2. In una piccola casseruola, portare a ebollizione l'aceto di riso, lo zucchero di canna e 3⁄4 tazza di succo di mango riservato. Tenere in caldo a fuoco basso.

3. Aggiungi 1 tazza di olio a un wok o una padella preriscaldati. Quando l'olio sarà ben caldo, vellutate il pollo cuocendolo brevemente nell'olio bollente, finché non cambia colore ed è quasi cotto (circa 30 secondi). Usa delle pinze o delle bacchette da cucina per separare i singoli pezzi di pollo durante la cottura.

4. Togli tutto l'olio dal wok tranne 2 cucchiai. (Pulire il wok con un tovagliolo di carta se necessario.) Quando l'olio è caldo, aggiungere lo zenzero, la pasta di curry e la curcuma. Saltare in padella per circa 1 minuto fino a quando diventa aromatico. Aggiungere il pollo e mescolare con la pasta di curry.

5. Aggiungere la salsa e portare a ebollizione. Incorporare le fette di mango. Mescolate tutti gli ingredienti e servite ben caldo.

Pollo al sesamo classico

Non lasciare che la lunga lista degli ingredienti ti dissuada dal preparare questo popolare piatto da ristorante. Puoi anche preparare la salsa in anticipo per ridurre il tempo di cottura attivo.

∾

Per 4-6 persone

ingredienti

3 petti di pollo interi disossati

2 cucchiai di salsa di soia

1 cucchiaio di vino di riso cinese o sherry secco

1/8 cucchiaino di olio di sesamo

2 cucchiai di farina

1/4 cucchiaino di lievito in polvere

1/4 cucchiaino di bicarbonato di sodio

2 cucchiai d'acqua

6 cucchiai di amido di mais, divisi

1 cucchiaino di olio vegetale

1/2 tazza d'acqua

1 tazza di brodo di pollo o brodo

2 cucchiai di salsa di soia scura

¹⁄₂ tazza di aceto

2 cucchiaini di salsa chili con aglio

1 spicchio d'aglio grande, tritato

1 cucchiaino di aceto di riso

³⁄₄ tazza di zucchero

2 cucchiai di semi di sesamo

4-6 tazze di olio per friggere

1. Taglia il pollo a cubetti. Mescolare la salsa di soia, il vino di riso, l'olio di sesamo, la farina, il lievito, il bicarbonato di sodio, l'acqua, 2 cucchiai di amido di mais e l'olio vegetale. Marinare il pollo per 30 minuti.

2. In una ciotola media, unisci 1/2 tazza di acqua, brodo di pollo, salsa di soia scura, aceto, salsa chili con aglio, spicchio d'aglio, aceto di riso, zucchero e 4 cucchiai di amido di mais. Accantonare.

3. Scalda l'olio nel wok a 350 ° F. Aggiungere il pollo marinato e friggere fino a doratura. Toglieteli dal wok con una schiumarola e scolateli su carta assorbente.

4. Aumenta la temperatura dell'olio nel wok a 400 ° F. Friggi il pollo una seconda volta, finché non diventa marrone dorato. Rimuovere e scolare.

5. Mescola velocemente la salsa. Portare a ebollizione in una casseruola di media grandezza. Versare sopra il pollo fritto. Guarnire con i semi di sesamo.

Facile Anatra Alla Pechinese

L'anatra alla pechinese era un tempo un piatto principale del menu reale imperiale a Pechino, quindi sarai sicuro di stupire gli ospiti quando servirai questa classica prelibatezza cinese.

∼

Per 4 persone

ingredienti

1 anatra da 5 libbre

8 tazze d'acqua

3 cucchiai di miele

1 cucchiaio e mezzo di aceto di riso

1 cucchiaio di vino di riso cinese o sherry secco

1. Scongela l'anatra e rimuovi gli organi interni. Risciacquare con acqua fredda e asciugare tamponando.

2. Prendi un lungo pezzo di spago e fai un nodo all'estremità di ciascuna delle zampe dell'anatra per

formare un cappio. (In questo modo sarà facile appendere l'anatra a un gancio o un chiodo.)

3. Porta l'acqua a ebollizione in una pentola capiente o in un wok. Incorporare il miele, l'aceto di riso e il vino di riso. Abbassare la fiamma e cuocere a fuoco lento la salsa, coperta, per circa 20 minuti, mescolando di tanto in tanto.

4. Versare più volte la miscela di miele e acqua sulla pelle dell'anatra, assicurandosi che la pelle sia completamente ricoperta. Asciugare l'anatra appendendola in un luogo fresco per almeno 4 ore, tenendo sotto una padella per raccogliere eventuali sgocciolature.

5. Mentre l'anatra si sta asciugando, preriscalda il forno a 375 ° F. Riempi d'acqua il fondo di una teglia (questo evita che il grasso schizzi quando togli l'anatra dal forno). Mettere l'anatra sulla teglia, con il petto rivolto verso l'alto. Cuocere per 30 minuti, capovolgere e arrostire per 30 minuti sull'altro lato, quindi girare e arrostire per ultimi 10 minuti sul lato

del petto, o fino a quando l'anatra è cotta. Lasciar raffreddare e tagliare a fettine sottili.

Cubetti Di Tofu Fritti

Il tofu fritto è delizioso servito semplicemente, come spuntino con una salsa da immersione, o quando viene aggiunto a un piatto di pasta o riso più complesso per fornire una spinta proteica.

❧

Per 4-6 persone

ingredienti

1 blocco di tofu solido

4-5 tazze di olio per friggere

1. Scolare il tofu e tagliarlo a cubetti.

2. Aggiungere l'olio a un wok preriscaldato e riscaldare a 350 ° F. Quando l'olio è caldo, aggiungi il tofu.

3. Friggere fino a quando i cubetti diventano dorati. (Ci vorranno circa 10 minuti.) Scolare il tofu fritto su carta assorbente.

Cagliata di fagioli di Szechwan e verdure conservate

Trovate la verdura conservata di Szechwan un po 'troppo salata? Prova a metterlo in ammollo in acqua tiepida per 15 minuti prima di saltare in padella o sostituire le foglie di spinaci sbollentate.

∾

Per 2-4 persone

ingredienti

7 once (2 blocchi) di cagliata di fagioli pressata

1⁄4 tazza conservata di verdure di Szechwan

1⁄2 brodo di pollo o brodo

1 cucchiaino di vino di riso cinese o sherry secco

1⁄2 cucchiaino di zucchero

1⁄2 cucchiaino di salsa di soia

4-5 tazze di olio per friggere

1. Riscaldare almeno 4 tazze di olio in un wok preriscaldato a 350 ° F. In attesa che l'olio si scaldi, tagliare la farina di fave pressata a cubetti da 1 pollice. Taglia la verdura di Szechwan a cubetti.

95

Unire il brodo di pollo e il vino di riso e mettere da parte.

2. Quando l'olio è caldo, aggiungi i cubetti di farina di fave e friggi finché non diventano marrone chiaro. Togliere dal wok con una schiumarola e mettere da parte.

3. Rimuovere tutto tranne 2 cucchiai di olio dal wok. Aggiungere la verdura di Szechwan conservata. Saltare in padella per 1-2 minuti, quindi spingere verso l'alto sul lato del wok. Aggiungere la miscela di brodo di pollo al centro del wok e portare a ebollizione. Mescolare lo zucchero e la salsa di soia. Aggiungere la farina di fave pressata. Amalgamate il tutto, fate sobbollire per qualche minuto e servite ben caldo.

Tofu brasato con funghi e carote

Scolare il tofu premendolo tra due serie di tovaglioli di carta e appoggiandovi sopra qualcosa di pesante. L'obiettivo è rimuovere quanto più liquido possibile prima di tagliarlo a cubetti, quindi ripetere se necessario fino a quando il tofu è asciutto.

∽

Per 2-4 persone

ingredienti

4 funghi secchi

1⁄4 tazza di liquido ammollo fungo riservato

2⁄3 tazza di funghi freschi

1⁄2 brodo di pollo

1 cucchiaio e mezzo di salsa di ostriche

1 cucchiaino di vino di riso cinese o sherry secco

2 cucchiai di olio per soffriggere

1 spicchio d'aglio, tritato

1 tazza di carotine, tagliate a metà

2 cucchiaini di amido di mais mescolato con 4 cucchiaini di acqua

[3/4] libbra di tofu pressato, tagliato a cubetti da 1/2 pollice

1. Mettere a bagno i funghi secchi in acqua calda per almeno 20 minuti. Riservare 1/4 di tazza del liquido di ammollo. Affetta i funghi secchi e freschi.

2. Unisci il liquido di funghi riservato, il brodo di pollo, la salsa di ostriche e il vino di riso. Accantonare.

3. Aggiungi l'olio a un wok o una padella preriscaldati. Quando l'olio è caldo, aggiungere l'aglio e saltare in padella brevemente fino a quando diventa aromatico. Aggiungi le carote. Saltare in padella per 1 minuto, quindi aggiungere i funghi e saltare in padella.

4. Aggiungere la salsa e portare a ebollizione. Mescolare la miscela di amido di mais e acqua e aggiungerla alla salsa, mescolando velocemente per addensare.

5. Aggiungi i cubetti di tofu. Mescola tutto insieme, abbassa la fiamma e lascia sobbollire per 5-6 minuti. Servire caldo.

Gamberetti Uovo Foo Yung

Lo chef James Beard una volta ha affermato che l'uovo di foo yung era un piatto cinese che era stato "abbastanza completamente americanizzato". I cinesi che cucinarono per il disboscamento e per i campi ferroviari durante la fine del secolo probabilmente portarono il piatto negli Stati Uniti.

~

Per 4 persone

ingredienti

1/2 germogli di fagioli mung tazza

4 taccole

1/4 peperone rosso

2-4 cucchiai di olio

1 tappo a fungo ostrica, tagliato a fettine sottili

1–2 funghi champignon, tagliati a fettine sottili

6 uova

1/4 cucchiaino di sale

1/8 cucchiaino di pepe

1 cucchiaio di salsa di ostriche

½ cucchiaino di zucchero

1 cipolla verde, tagliata a pezzi da 1 pollice

6 once di gamberi cotti, pelati e puliti

1. Sbollentare i germogli di soia e le taccole immergendoli brevemente in acqua bollente e rimuovendoli velocemente. Scolare bene.

2. Rimuovere i semi dal peperone rosso e tagliarli a fette sottili lunghe circa 1 pollice. Trita le taccole.

3. Aggiungi mezzo cucchiaio di olio a un wok o una padella preriscaldati. Quando l'olio è caldo, rosolare brevemente le fette di funghi di ostrica, solo fino a quando non collassano. (Puoi soffriggere anche i funghi champignon o lasciarli crudi.) Togliere dal wok e mettere da parte.

4. Sbatti leggermente le uova. Incorporare il sale, il pepe, la salsa di ostriche e lo zucchero. Mescolare le verdure e i gamberi cotti.

5. Aggiungi 2 cucchiai di olio a un wok o una padella preriscaldati. Quando l'olio sarà ben caldo,

aggiungete un quarto del composto di uova. Cuocere fino a quando il fondo è cotto, quindi capovolgere e cuocere l'altro lato. Continuate con il resto del composto di uova, aggiungendo altro olio se necessario, facendo 4 frittate. Servire con hoisin o altra salsa saporita.

Antipasto Di Pane Tostato Di Gamberetti

Questo è il piatto perfetto da passare ad una festa e si può preparare fino a due ore prima; basta riscaldare i toast in forno prima di servire.

༄

Produce 25 antipasti

ingredienti

3⁄4 tazza di farina

1 cucchiaino di lievito in polvere

1⁄2 cucchiaino di zucchero

1⁄4 cucchiaino di sale

2 cucchiai di olio vegetale

3⁄4 tazza d'acqua

6 fette di pane bianco, senza croste

Pasta di gamberetti (vedi sotto)

4-6 tazze di olio per friggere

1. Setacciate insieme la farina e il lievito. Incorporare lo zucchero, il sale e l'olio vegetale. Incorporare

lentamente l'acqua, aggiungendo più o meno quanto necessario per fare una pastella.

2. Aggiungere l'olio a un wok preriscaldato e riscaldare a 360 ° F. Mentre l'olio sta scaldando, tagliare ogni fetta di pane in 4 triangoli. Distribuire 1/2 cucchiaino di pasta di gamberetti su ciascun lato del triangolo.

3. Quando sei pronto per cucinare, usa le dita per rivestire il pane con la pastella. Aggiungere con attenzione il pane nel wok, poche fette alla volta. Cuocere da un lato per 2 minuti, poi capovolgere e cuocere l'altro lato per 2 minuti o finché la pastella non sarà diventata dorata. Rimuovere e scolare su carta assorbente.

Code di aragosta alla cantonese

Per il gusto più ricco e dolce, opta per l'aragosta fresca, se disponibile. Puoi trovare fagioli neri fermentati online o nel tuo mercato asiatico locale.

∾

Per 2 persone

ingredienti

1 cucchiaino di fagioli neri fermentati

1 spicchio d'aglio, tritato

3⁄4 brodo di pollo

2 cucchiai di vino di riso cinese o sherry secco, divisi

1 cucchiaio di salsa di soia

2 cucchiai di olio per soffriggere

1⁄4 libbra di maiale macinato

3 fette di zenzero tritate

1 cipolla verde, affettata sottilmente

1 cucchiaio di amido di mais mescolato con 4 cucchiai di acqua

2 code di aragosta, tagliate a pezzi da 1⁄2 pollice

1 cucchiaino di zucchero

1 uovo, leggermente sbattuto

1. Mettere a bagno i fagioli in acqua tiepida e sciacquare. Schiacciare, tritare finemente e mescolare con lo spicchio d'aglio.

2. Unisci il brodo di pollo, 1 cucchiaio di vino di riso e la salsa di soia. Accantonare.

3. Aggiungi l'olio a un wok o una padella preriscaldati. Quando l'olio è caldo, aggiungere la miscela di aglio e fagioli neri. Saltare in padella brevemente fino a quando diventa aromatico. Aggiungere il maiale e saltare in padella per diversi minuti, fino a cottura completa.

4. Spingi gli ingredienti sul lato del wok. Aggiungere lo zenzero e il cipollotto al centro. Saltare in padella brevemente. Aggiungere la salsa e portare a ebollizione. Mescola velocemente la miscela di amido di mais e acqua e aggiungi, mescolando velocemente per addensare.

5. Aggiungere l'aragosta, lo zucchero e 1 cucchiaio di vino di riso. Saltare in padella per circa 2 minuti, quindi versare nell'uovo. Mescolare e servire.

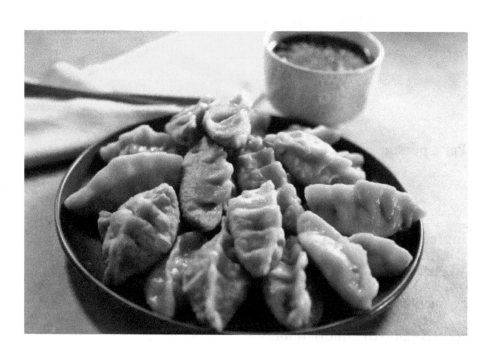

Spaghetti ardenti di Shanghai con gamberetti

Se non hai cinque spezie, puoi crearne una tua combinando i grani di pepe di Sichuan e l'anice stellato (tostati e passati attraverso un tritatutto), con chiodi di garofano macinati, cannella in polvere e semi di finocchio macinati.

∾

Per 4 persone

ingredienti

10 once di gamberetti cotti

1⁄4 cucchiaino di cinque spezie in polvere

1⁄2 cucchiaino di amido di mais

2 gambi di bok choy

4 cucchiai di olio per soffriggere

2 foglie di cavolo, sminuzzate

1 cucchiaino di salsa di soia

2 spicchi d'aglio, tritati finemente

2 fette di zenzero tritate finemente

3⁄4 pestare spaghetti freschi di Shanghai

1 cucchiaio di salsa di fagioli piccanti, oa piacere

1. Sciacquare i gamberi in acqua tiepida e asciugarli tamponando. Marinare i gamberi nella polvere alle cinque spezie e nella maizena per almeno 15 minuti.

2. Lavare il bok choy e scolarlo accuratamente. Separare i gambi e le foglie. Taglia le foglie e taglia i gambi in pezzi da 1 pollice in diagonale.

3. Aggiungi 2 cucchiai di olio a un wok o una padella preriscaldati. Quando l'olio è caldo, aggiungere i gamberi e saltare in padella brevemente finché non cambia colore. Spingi i gamberi di lato e aggiungi i gambi di bok choy e il cavolo cappuccio. Saltare in padella brevemente, quindi aggiungere le foglie di bok choy. Aggiungere 1 cucchiaino di salsa di soia e saltare in padella finché le verdure non assumono un colore brillante e sono tenere. Togliere dal wok e mettere da parte.

4. Aggiungi 2 cucchiai di olio nel wok o nella padella. Quando l'olio è caldo, aggiungere l'aglio e lo zenzero. Saltare in padella brevemente fino a quando diventa aromatico. Aggiungi le tagliatelle. Saltare in padella brevemente, quindi aggiungere la salsa di fagioli

calda. Se necessario, aggiungere 2 cucchiai d'acqua.
Aggiungere i gamberi e le verdure. Mescola tutto e
servi caldo.

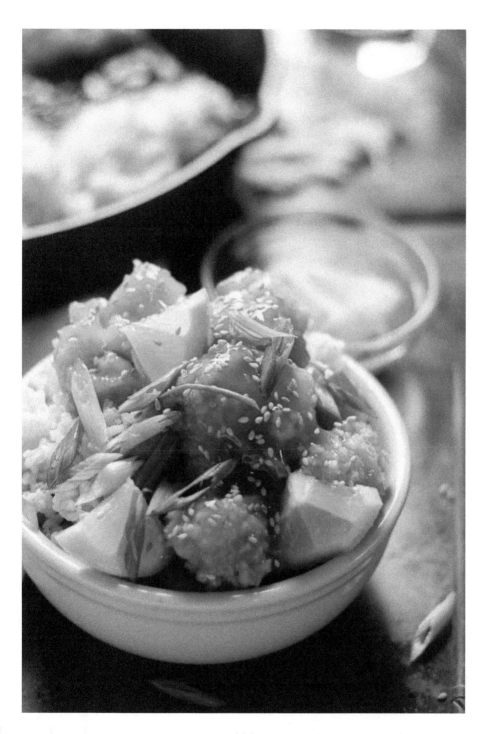

CPSIA information can be obtained
at www.ICGtesting.com
Printed in the USA
BVHW011123110321
602118BV00015B/325

9 781801 983709